This Book Belongs To

_____

_____

Who _____

Where _____

When _____

Date _____

Who _____
Where _____
When _____

Date _____

Who _ _ _ _ _ _ _ _

Where _ _ _ _ _ _ _

When _ _ _ _ _ _ _

Date _____

_____

_____

_____

_____

_____

_____

_____

_____

_____

_____

_____

Who _____

Where _____

When _____

Date _____

Who _____
Where _____
When _____

Date _____

Who _____
Where _____
When _____

Date _____

Who _____
Where _____
When _____

Date _____

Who _____

Where _____

When _____

Date _____

Who _____
Where _____
When _____

Date _____

Who _ _ _ _ _ _ _
Where _ _ _ _ _ _ _
When _ _ _ _ _ _ _

Date _____

Who _____
Where _____
When _____

Date _____

Who _____
Where _____
When _____

Date _____

Who _____

Where _____

When _____

Date _____

Who _____
Where _____
When _____

Date _____

Who _ _ _ _ _ _ _

Where _ _ _ _ _ _ _

When _ _ _ _ _ _ _

Date _____

Who _____
Where _____
When _____

Date _____

Who _____
Where _____
When _____

Date _____

Who _____
Where _____
When _____

Date _____

Who _____

Where _____

When _____

Date _____

Who _ _ _ _ _ _ _ _

Where _ _ _ _ _ _ _

When _ _ _ _ _ _ _

Date _____

Who _____
Where _____
When _____

Date _____

Who _____
Where _____
When _____

Date _____

Who _____

Where _____

When _____

Date _____

Who _ _ _ _ _ _

Where _ _ _ _ _ _

When _ _ _ _ _ _

Date _____

_____

_____

_____

_____

_____

_____

_____

_____

_____

_____

_____

Who _____
Where _____
When _____

Date _____

Who _____
Where _____
When _____

Date _____

Who _____
Where _____
When _____

Date _____

Who _____

Where _____

When _____

Date _____

Who _____
Where _____
When _____

Date _____

Who ----------
Where ----------
When ----------

Date _____

Who _ _ _ _ _ _ _ _ _ _ _ _
Where _ _ _ _ _ _ _ _ _ _
When _ _ _ _ _ _ _ _ _ _

Date _____

Who _____
Where _____
When _____

Date _____

_____
_____
_____
_____
_____
_____
_____
_____
_____
_____
_____

Who _____
Where _____
When _____

Date _____

Who _____
Where _____
When _____

Date _____

Who _____
Where _____
When _____

Date _____

Who ----------
Where ----------
When ----------

Date _____

Who _____
Where _____
When _____

Date _____

Who _____
Where _____
When _____

Date _____

Who _____

Where _____

When _____

Date _____

Who _ _ _ _ _ _ _ _

Where _ _ _ _ _ _ _ _

When _ _ _ _ _ _ _ _

Date _____

Who _ _ _ _ _ _ _

Where _ _ _ _ _ _ _

When _ _ _ _ _ _ _

Date _____

Who _ _ _ _ _ _ _
Where _ _ _ _ _ _ _
When _ _ _ _ _ _ _

Date _____

Who _____
Where _____
When _____

Date _____

Who _ _ _ _ _ _ _ _

Where _ _ _ _ _ _ _

When _ _ _ _ _ _ _ _

Date _____

Who ____
Where ____
When ____

Date ____

____
____
____
____
____
____
____
____
____
____

Who _ _ _ _ _ _ _ _ _
Where _ _ _ _ _ _ _ _
When _ _ _ _ _ _ _

Date _____

Who _____
Where _____
When _____

Date _____

Who _____
Where _____
When _____

Date _____

Who _ _ _ _ _ _ _ _

Where _ _ _ _ _ _ _ _

When _ _ _ _ _ _ _ _

Date _____

Who _____
Where _____
When _____

Date _____

Who _ _ _ _ _ _ _

Where _ _ _ _ _ _

When _ _ _ _ _ _

Date _____

Who _ _ _ _ _ _ _

Where _ _ _ _ _ _ _

When _ _ _ _ _ _ _

Date _____

Who _____
Where _____
When _____

Date _____

_____
_____
_____
_____
_____
_____
_____
_____
_____
_____
_____
_____

Who _____
Where _____
When _____

Date _____

Who _ _ _ _ _ _ _ _ _

Where _ _ _ _ _ _ _ _

When _ _ _ _ _ _ _ _

Date _____

Who _____
Where _____
When _____

Date _____

Who _ _ _ _ _ _ _ _ _ _

Where _ _ _ _ _ _ _ _ _

When _ _ _ _ _ _ _ _ _

Date _____

Who _____
Where _____
When _____

Date _____

Who _____
Where _____
When _____

Date _____

Who _ _ _ _ _ _ _ _ _
Where _ _ _ _ _ _ _ _
When _ _ _ _ _ _ _ _ _

Date _____

Who _____
Where _____
When _____

Date _____

Who _____
Where _____
When _____

Date _____

Who _____
Where _____
When _____

Date _____

Who _____

Where _____

When _____

Date _____

Who _____
Where _____
When _____

Date _____

Who _____
Where _____
When _____

Date _____

Who _____

Where _____

When _____

Date _____

Who _____

Where _____

When _____

Date _____

Who _____
Where _____
When _____

Date _____

Who _____

Where _____

When _____

Date _____

Who _____
Where _____
When _____

Date _____

Who _____

Where _____

When _____

Date _____

Who _____
Where _____
When _____

Date _____

Who _ _ _ _ _ _ _ _ _ _

Where _ _ _ _ _ _ _ _ _

When _ _ _ _ _ _ _ _ _

Date _____

Who _____
Where _____
When _____

Date _____

Date _____

_____
_____
_____
_____
_____
_____
_____
_____
_____
_____
_____
_____

Who _ _ _ _ _ _ _ _

Where _ _ _ _ _ _ _ _

When _ _ _ _ _ _ _ _

Date _____

_____

_____

_____

_____

_____

_____

_____

_____

_____

_____

_____

_____

Who _____
Where _____
When _____

Date _____

CPSIA information can be obtained
at www.ICGtesting.com
Printed in the USA
BVHW011950010120
568269BV00011B/483/P